LE DIABÈTE

SON TRAITEMENT

PAR LE

VIN URANE PESQUI

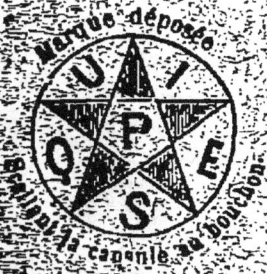

Il résulte des statistiques de médecins spécialistes qu'il meurt chaque
année en France au moins 10,000 diabétiques, faute de soins, lors qu'ils
pourraient guérir en prenant du **VIN
URANE PESQUI**

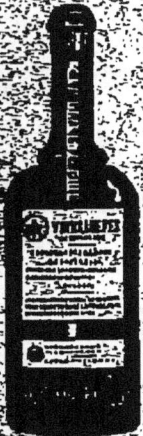

Marque déposée

Exiger la capsule au bouchon

U I
Q P
S E

Te 157 Recueil
1531 bis (10)

BORDEAUX

IMPRIMERIE G. GOUNOUILHOU
11, — rue Guiraude. — 11

1889

LE DIABÈTE

PAR UN DIABÉTIQUE

En écrivant quelques mots sur cette affection, qui depuis peu d'années envahit et accable toutes les classes de la société, où elle fait de plus en plus de nombreuses victimes, je n'ai pas l'intention de faire une théorie du diabète; je veux seulement hasarder quelques réflexions que je dois à mes propres observations, faites sur moi-même, pendant le cours de ma très longue maladie, et sur les nombreux diabétiques qui font usage du **Vin Urané Pesqui**.

J'ai écrit une théorie, parce que chaque physiologiste a la sienne, qui ne ressemble pas à celle des autres. Malgré cette divergence d'opinion sur la formation du sucre chez les diabétiques, cette maladie étant complexe et encore voilée par de nombreuses obscurités, ils peuvent être tous dans le vrai, cela dépend des conditions et du moment où se trouvait le sujet qui a servi à l'expérimentation.

On peut être diabétique à tout âge. Cette affection se rencontre aussi bien chez l'enfant que chez le vieillard; mais l'époque de la vie où elle est la plus fréquente, c'est de quarante à cinquante ans. Il doit se former vers cette période une évolution dans le caractère qui motiverait cette préférence dans l'échelle de l'existence. Il est à remarquer que la femme est moins sujette que l'homme à cette maladie, et l'enfant moins que la femme.

On peut évaluer le nombre des diabétiques au 20° de la population. Ainsi, en France, sur 38,000,000 d'habitants, il y en aurait environ 1,900,000. Il résulte des statisques de médecins spécialistes qu'il meurt chaque année, en France, au moins 10,000 diabétiques faute de soins, lorsqu'ils pourraient guérir en prenant du **Vin Urané Pesqui**.

On s'accorde à reconnaitre que le foie fabrique le sucre de toute pièce; je crois bien cependant que s'il ne recevait rien de sucré, il en produirait peu.

Le diabète engendre de redoutables complications: l'*anémie*, la *phtisie*, la *gangrène* principalement des gros orteils dont les ongles commencent à devenir noirs, l'*empâtement* ou *œdème* des jambes, les *anthrax*, la *gravelle*, le *lombago*, la *sciatique*, l'*affaiblissement* des facultés physiques, morales et intellectuelles, l'*albuminurie*, la *polyurie* (¹), la *polydipsie* (²), le *rhumatisme*, l'*hydropisie*, la *boulimie* (³) ou *polyphagie*, les *troubles* de la vision; puis surviennent l'amblyopie, les maux de tête, l'azoturie (⁴); enfin, se remarquent encore la sécheresse de la peau, furoncles, eczéma, démangeaisons de l'épiderme, qui provoquent des envies irrésistibles de se gratter.

Le diabète n'a donc pas une forme propre, tant

(¹) Diabète insipide, non sucré, émission exagérée d'urine.
(²) Soif excessive.
(³) Augmentation de l'appétit.
(⁴) Urines très abondantes fortement chargées d'urée.

qu'il reste à l'état latent. Le malade ne se sent pas de mal; il croirait, au contraire, se bien porter s'il ne souffrait d'une soif atroce. J'en ai connu qui buvaient, dans la journée, jusqu'à vingt-cinq litres de boisson sans pouvoir se désaltérer.

Il éprouve continuellement un besoin pressant d'uriner. Son urine est de couleur ambre pâle, assez limpide, sa densité est plus forte; lorsqu'elle vient à tomber sur les vêtements, les gouttes laissent de petites taches grisâtres, comme le ferait le sirop de sucre. Le caractère devient irritable, la bouche est sèche et parait tannée.

Les diabétiques ont souvent le fond de la gorge rempli de pustules; leur salive devient épaisse, écumeuse; ils expectorent avec difficulté de petits crachats floconneux qui provoquent une petite toux sèche. Leurs gencives deviennent molles, sanguino-lentes, et s'ulcèrent [1]; l'inflammation donne lieu à des fluxions ou à des exsudations purulentes: ce qui occasionne la fétidité de la bouche [2]. Mais, comme ces transformations se font très lentement, le malade ne s'aperçoit pas de ces changements, et reste souvent longtemps sans se douter qu'il est atteint de cette terrible affection.

Ce qui trompe le médecin et le malade lui-même, c'est que souvent les personnes qui paraissent les

[1] Gengivite.
[2] Par l'usage du **Vin Urané Pesqui** et des soins appropriés, cet état fâcheux s'améliore vite. L'*Electro odontalgique* du docteur *Riche* est indiqué pour combattre rapidement les affections buccales. Cette eau dentifrice est précieuse pour maintenir la bouche saine et fraîche.

mieux portantes, sont les plus sujettes à ces affections. Elles ont bon appétit, mangent beaucoup, souvent trop, digèrent facilement, trop vite peut-être, et malgré cette apparence de bon fonctionnement de l'estomac, qui devrait être un signe de santé, elles s'affaiblissent et maigrissent de jour en jour. La plus grande partie des aliments réparateurs doit passer dans les organes sans être utilisée, sans reconstituer par assimilation les forces épuisées.

L'état glycosurique a évidemment des causes multiples : les abus de la vie, l'excès d'une bonne chère, la misère, les grandes déceptions en sont les principales. Elles activent le système nerveux qui produit les aberrations de l'esprit et des sens, et des troubles dans l'ensemble de l'appareil circulatoire.

Il est à remarquer que la plupart des diabétiques sont d'une intelligence au-dessus de la moyenne, impressionnables et nerveux. Leur esprit étant frappé d'un événement soudain, d'un violent chagrin ou d'une forte impression morale, les fonctions de l'estomac peuvent se déranger ; les travaux intellectuels, supérieurs au mouvement du corps, peuvent produire les mêmes troubles, et Bouchardat a parfaitement raison d'ordonner de labourer les champs aux diabétiques de vie sédentaire. Par l'exercice, les forces s'équilibrent, les cellules graisseuses diminuent et les membres reprennent leur élasticité. Mais ce traitement n'est ni agréable, ni à la portée de tout le monde.

Il fallait donc trouver un médicament qui donnât ce bien-être procuré par l'exercice au grand air, la chaleur aux organes en les tonifiant, et qui ôtât d'une façon durable la sécheresse de la bouche. Ce remède n'était pas facile à trouver : il fallait la persistance d'un désespéré pour arriver à ce résultat. Ce n'est qu'après bien des tâtonnements, des recherches longues et nombreuses que je suis arrivé à composer le **Vin Urané**, et à rétablir par ses heureux effets ma santé si ébranlée.

Au début du traitement mes urines contenaient 80 grammes de glucose par litre. Quelques semaines après, j'eus la satisfaction de constater à la dernière analyse que mon urine ne contenait plus que des traces insignifiantes de sucre; la diminution avait été d'environ un gramme par jour, comme l'atteste le certificat ci-dessous. Les mêmes résultats furent atteints sur d'autres diabétiques, ce qui prouve que ma composition est bien le spécifique tant cherché du diabète.

Nous, soussignés, docteurs en médecine de la Faculté de Paris, certifions que l'urine de M. Pesqui contenait au début du traitement de sa maladie **le Diabète**, 80 grammes de sucre par litre, et que par l'usage de son **Vin Urané** elle est arrivée rapidement à ne contenir que 2 gr. 55. La diminution a été d'environ 1 gramme par jour, ainsi que l'attestent les analyses faites par M. de Bachoué, pharmacien.

Bordeaux, le 26 janvier 1887,

L. DE PERRY,   P. BAUDÉAN,
Docteur-Médecin.   *Docteur-Médecin.*

Vu pour la légalisation des signatures de MM. les docteurs de Perry et Baudéan apposées ci-dessus.

A Bordeaux, en l'Hôtel-de-Ville, le 31 janvier 1887.

L'Adjoint au Maire,
LEGENDRE fils aîné.

1.

Grâce au **Vin Urané Pesqui** on ne dira plus aujourd'hui : « Le diabète sucré est une maladie incurable et toujours mortelle (1). » Celui qui ne se guérit pas, c'est qu'il ne le veut pas; comme le dit très bien M. le Dr W. Karl : « Le **Vin urané Pesqui** guérit sûrement le diabète sucré, à la condition d'être employé assez tôt et en un temps suffisamment long. »

Par la médication ordinaire, palliative, les diabétiques peuvent atteindre un âge assez avancé; mais quelle vie ! Il faut qu'ils s'observent continuellement; ils doivent se priver de féculents, de liqueurs douces, enfin de tout ce qui peut se transformer en sucre. Ils doivent éviter de prendre froid, de se blesser, car dans leur état le moindre accident est mortel.

Avec le **Vin Urané Pesqui**, le régime est moins sévère. Sitôt que la quantité de sucre est abaissée et s'est réduite à quelques grammes, le diabétique peut vivre de la vie de tout le monde, manger de tout, ne se priver de rien. Il marche vers la guérison.

Quelques auteurs (2) assurent qu'à l'état normal, sans être diabétique, l'urine peut contenir du sucre. Je ne sais ce qu'il peut y avoir de fondé dans cette assertion, mais je serais porté à croire qu'il y a du vrai. Cela m'expliquerait quelques rares cas où le **Vin Urané Pesqui** a rendu la santé à des malades malgré la persistance du sucre dans les urines.

Deux ou trois cas m'ont été signalés où la quantité

(1) W. Prout.
(2) Brücke, Meissner, Lowe, Widerhold, Vanderdonckt, Burggraeve, Bence Jones, Dechambre, Tüchen.

de sucre aurait augmenté de quelques grammes après la prise du **Vin Urané**, tout en constatant une grande amélioration chez le malade. Ce fait peut se présenter chez les diabétiques d'ancienne date, dont le volume et la densité de l'urine sont considérables. En effet, supposons qu'avant le traitement le glyco-surique, excrétant, dans les vingt-quatre heures, 10 litres d'urine contenant 80 grammes de sucre par litre, donne 800 grammes : le **Vin Urané** faisant abaisser l'urine en peu de jours à 3 litres, si elle contient 82 grammes, le rendement n'est plus que de 246 grammes de sucre, soit une diminution de 554 grammes, ce qui est énorme.

On doit comprendre que le sucre qui existe depuis longtemps dans les tissus, dans le sang, ou emmaga-siné dans le foie, ne puisse pas disparaître immédia-tement : le **Vin Urané** le fait éliminer en même temps qu'il en empêche la formation.

Le **Vin Urané Pesqui** (1) doit être préféré à tout autre médicament pour combattre les affections glycosuriques, parce qu'il donne de la vigueur, en même temps qu'il fait diminuer le sucre. Dès que le malade fait usage de ce vin, sa soif se calme presque instantanément; les forces renaissent, toutes les fonc-tions se rétablissent graduellement; sa respiration que le manque de féculents avait rendue difficile, devient plus libre; il n'est plus essoufflé, il n'a plus

---

(1) Ce vin m'ayant réussi, j'ai continué de le choisir vieux parmi les meilleurs crus du Médoc. Les produits médicinaux qui le composent sont aussi des plus purs et de premier choix. Ces qualités, qui contribuent à son efficacité et à son bon goût, sont la cause de son prix un peu élevé.

de lassitude, il peut marcher sans se fatiguer; sa physionomie est meilleure et son caractère plus aimable. La réapparition des fonctions génésiques est surtout un très bon signe.

On lira plus loin de nombreuses attestations de médecins et de malades; elles enlèveront le doute aux personnes qui hésiteraient encore à faire usage de cet agréable spécifique dont la renommée n'a pas été longue à se faire.

On comprendra aisément que si le **Vin Urané Pesqui** produit un heureux effet sur les maladies compliquées de glucose, il puisse, par sa grande tonicité, rendre de grands services et aider puissamment à la guérison des mêmes maladies, lorsqu'elles sont simples.

MM. les médecins à qui nous avons fait connaître, par circulaire spéciale (1), la composition du **Vin Urané Pesqui**, peuvent juger de son effet curatif, et l'ordonner en toute sécurité, persuadés qu'il ne peut, dans aucun cas, être nuisible à la santé, ni contraire à aucun tempérament.

(1) MM. les Médecins qui ne l'auraient pas reçue sont instamment priés d'en aviser M. Pesqui, qui s'empressera de la leur adresser.

RÉGIME

C'est fatiguer inutilement l'appareil de la diges-
tion, que de lui fournir des matériaux qu'il ne peut
utiliser.

Les aliments sucrés ou féculents, qui sont combus-
tibles et réparateurs chez l'homme en santé, deviennent, chez le diabétique, par la grande quantité de
liquides qu'ils font boire, réfrigérents et désorganisa-
teurs.

Il faut donc ne prendre que ce qui est agréable et
plait à l'estomac et ce qu'il peut facilement digérer,
jusqu'à ce que le **Vin Urané Pesqui** l'ait rendu à
ses fonctions naturelles et normales. En attendant, on
se trouve bien de prendre les aliments qui contiennent peu de sucre, et ils sont assez nombreux pour
permettre de les varier, afin de ne pas fatiguer la
vue, l'odorat et le goût des diabétiques.

En voici les principaux : le bouillon gras, la viande
de boucherie de toute espèce, rôtie, bouillie, ou
accommodée de toute autre façon, pourvu que la
farine n'intervienne pas dans les sauces; dans la
charcuterie, on peut prendre le porc rôti, le boudin,
la cervelle, le saucisson, les rognons, etc., mais non
le foie qui, composé d'éléments sucrés, est contraire;
la volaille, les canards, les pigeons; les œufs, en
omelette, sur le plat, ou à la coque, sont tous des
aliments parfaits.

Le gibier est excellent, surtout s'il est tué par le

diabétique. La chasse, en effet, est un très bon exercice, dont l'attrait captive l'esprit, au point que le malade oublie d'*écouter son mal*. Les champignons, les truffes sont également permis; le poisson d'eau douce ou de mer offre une nourriture saine et complète; sa grande variété le fera rechercher.

Les coquillages de tous genres font grand plaisir et beaucoup de bien par l'iode qu'ils contiennent et le temps qu'il faut mettre pour les manger.

Les légumes verts de toutes sortes seront mangés cuits, et feront diversion à la nourriture azotée; on peut prendre des haricots verts, du céleri, des choux, des choux de Bruxelles, de la laitue, des épinards, de la chicorée, de l'escarole, des asperges, des aubergines, des tomates, des artichauts cuits ou crus. Les petits pois et l'oseille conviennent peu; la salade peut être utilisée avec beaucoup d'huile et peu de vinaigre; on peut y ajouter des œufs durs. Pour les viandes comme pour les autres plats, le jaune d'œuf doit remplacer la farine pour lier les sauces.

Les fruits frais, raisins, poires, pommes, pêches, fraises, en petite quantité pour rafraîchir la bouche, pourront de temps en temps terminer agréablement les repas.

Si le lait n'est pas très favorable, il n'en est pas de même du beurre et du fromage que l'on peut largement utiliser.

Le pain en flûte, bien cuit, ayant peu de mie, est celui qui convient le mieux : en manger le moins possible.

Le vin, étant un des principaux aliments, doit être naturel et bien choisi. S'il est trop vieux, il constipe;

s'il est trop jeune, il manque de tonicité. Il doit contenir, à l'état natif, du tanin et des traces de fer, mais non du sucre, l'ennemi mortel des glycosuriques. Par la fermentation, le sucre de raisin se change en force alcoolique d'environ 10 0/0, suffisante pour en assurer la bonne conservation. Les globules vineux renferment des éthers et des huiles œnotiques dont s'emparerait vite l'humidité de l'air, sans une légère couche d'acide carbonique qui les protège. La partie aqueuse, composée de sève et de rosée, est variable suivant la quantité d'extrait sec qu'elle contient.

Le vin rouge de Bordeaux étant le seul qui n'énerve pas, réchauffant l'estomac sans fatiguer la tête, est celui qui convient le mieux aux diabétiques. Comme vin de table ordinaire il est parfait, à l'âge de trois ans, après un an de bouteille.

Après le repas, le thé ou le café sans sucre, avec ou sans petit verre de rhum ou de cognac, ne peut que faire du bien. Fumer le moins possible pour ne pas augmenter la sécheresse de la bouche. L'eau rougie par le **Vin Urané Pesqui** constitue la boisson la plus désaltérante que puissent prendre les diabétiques dans la journée.

Sont contraires : les pâtes, le macaroni, le vermicelle, les légumes secs et farineux, tels que haricots, fèves, lentilles, pois ; la pomme de terre le serait moins. Sont aussi défavorables, tant que les urines contiendront plus de 6 grammes de sucre par litre, les pâtisseries et les liqueurs.

TRAITEMENT

Le diabétique doit commencer par prendre le **Vin Urané Pesqui** à petites doses : un verre à liqueur, et trois fois par jour. Si le malade est faible ou très altéré, il peut y ajouter un peu d'eau ; il en augmentera progressivement la quantité jusqu'à un verre à madère (60 à 70 grammes). Le moment le plus favorable pour boire le **Vin Urané** est cinq minutes avant les repas ; ainsi, un verre avant le déjeuner, un verre avant le dîner et un verre, le soir, avant de se coucher : ce dernier, pur ou avec de l'eau, facilite le sommeil.

Dès le début du traitement, si le malade éprouve un dérangement ou une chaleur brûlante dans l'estomac, qu'il n'en soit pas effrayé. Cette sensation désagréable disparaît vite et une amélioration se fait bientôt sentir. Ceux qui sont peu ou pas affectés du diabète ne ressentent aucun malaise.

Il faut suivre régulièrement et sans interruption le traitement, si l'on veut obtenir un sérieux résultat. Le diabète étant souvent une maladie ancienne et toujours difficile à guérir, ce n'est pas avec une bouteille que l'on peut se débarrasser de cette terrible affection. 10 bouteilles constituent à peu près le traitement. Et, quoique guéri, on doit prendre encore du **Vin Urané Pesqui** pendant quelque temps pour éviter le retour de la maladie. Il est bon également de faire analyser de temps en temps ses urines pour s'assurer que l'estomac supporte bien les féculents sans que le sucre reparaisse.

APPRÉCIATIONS

SUR LE

VIN URANÉ PESQUI

Monsieur Pesqui, Le Bouscat-Bordeaux.

Puisque vous croyez que 10 bouteilles de Vin Urané Pesqui me seront nécessaires pour arriver à la guérison complète, ayez la bonté de m'en envoyer encore 6 par retour du courrier.

Au début du traitement, je me suis trouvé un peu fatigué, mais cela n'a pas duré. Ma soif s'est calmée, je ne bois plus entre mes repas, sauf une fois avant de me coucher.

En somme, je vais beaucoup mieux et je compte sur une guérison complète très prochainement.

Votre très humble serviteur.   ROSTAING,
            curé à Saint-Chamas (Bouches-du-Rhône).

Monsieur Pesqui, Le Bouscat-Bordeaux,

Permettez-moi de mettre à profit l'offre gracieuse que vous me faites, d'un flacon de votre Vin Urané Pesqui. Je viens d'expérimenter ce médicament chez un de mes clients atteint de graves complications du diabète ; j'ai été émerveillé du succès obtenu et de la rapidité de celui-ci.

J'ai encore un client moins riche que je désire ardemment soumettre à l'action de votre Vin Urané Pesqui, et c'est pourquoi je vous prie de m'en expédier gratuitement un flacon.

Merci dès maintenant pour mon client, dont la santé, j'en suis sûr, va être bientôt améliorée.

Agréez, etc.   Dr LHUILLIER, à Montmorillon (Vienne).

Monsieur Pesqui, Le Bouscat,

Veuillez, je vous prie, m'envoyer en gare de Hers, contre remboursement, 12 bouteilles de Vin Urané Pesqui.

J'ai bu quelques bouteilles de votre vin ; je n'ai pas fait analyser mes urines, mais je me sens beaucoup mieux.
Agréez, Monsieur, mes sincères civilités.

N. PELLIER, à la filature de Saint-Clair-de-Halouze,
par Saint-Bômer-les-Forges (Orne).

Monsieur PESQUI, au Bouscat-Bordeaux,

J'ai bu environ 20 bouteilles de **Vin Urané Pesqui**, et je
m'en suis trouvé très bien, mais je crains d'en faire abus.
Pendant que je bois de votre vin, je ne suis pas altéré, et lorsque
je cesse d'en prendre, j'ai une grande soif.

Veuillez, je vous prie, me dire si je peux continuer à boire du
Vin Urané Pesqui, sans inconvénient, et quel régime je dois
suivre.

Agréez, etc.   N. PELLIER,
à la filature de Saint-Clair-de-Halouze,
par Saint-Bômer-les-Forges (Orne).

Monsieur PESQUI, Le Bouscat-Bordeaux,

Je viens de recevoir à l'instant la caisse de **Vin Urané
Pesqui**. Elle est arrivée juste à temps.

Je dois vous dire que je me trouve beaucoup plus fort ; il
s'est produit une grande amélioration dans ma santé ; mais
comme je souffre depuis longtemps de douleurs rhumatismales,
j'éprouve encore des difficultés pour la marche. J'espère cependant qu'un traitement assez long avec votre **Vin Urané
Pesqui** amènera chez moi un mieux très sensible.

Veuillez agréer, etc.   SERRATRICE, à Narbonne (Aude).

Monsieur PESQUI, au Bouscat.

Ma malade se trouvant bien de la bouteille d'essai de votre
Vin Urané Pesqui, je viens vous prier de m'en expédier
6 bouteilles en gare d'Ossun.

Recevez, etc.   L. LATAPIE,
médecin à Orincles (Hautes-Pyrénées).

Monsieur PESQUI, Le Bouscat-Bordeaux,

Nous avons conseillé votre **Vin Urané Pesqui** à deux de
nos clients diabétiques, et nous vous déclarons que nous avons

obtenu jusqu'ici de fort bons résultats. Nous ferons notre possible pour en répandre l'usage. Veuillez, je vous prie, nous en
expédier 12 bouteilles.

Veuillez, etc.   RENOULEAU (Élie),
pharmacien, rue Neuve, à Bergerac.

Monsieur PESQUI, Le Bouscat.

Il y a déjà un certain temps, vous avez bien voulu m'envoyer
une bouteille de votre **Vin Urané**. Je l'ai donnée à un individu
non diabétique, mais *polyurique*, atteint d'une soif insatiable.

A tout hasard, bien qu'il n'y eût pas de sucre dans l'urine,
j'ai prescrit votre vin; l'effet a été, paraît-il, satisfaisant, car le
malade me redemande à nouveau le remède qui lui a apporté
du soulagement, diminué sa soif et rétabli ses forces, croit-il.
Envoyez 2 bouteilles au plus tôt.

Agréez, etc.   Dr BERTRAND, à *Vagney (Vosges).*

Monsieur PESQUI,

Je vous prie de m'expédier 10 bouteilles de votre **Vin Urané
Pesqui**. Mon client en a déjà pris 2 bouteilles que je lui ai
procurées par l'entremise de mon droguiste. Il y a une sensible
amélioration dans le résultat de l'analyse, et comme il ne veut
pas s'arrêter en aussi bon chemin, il va poursuivre le traitement jusqu'au bout.

Recevez, etc.   CHÉDEVERGNE,
*pharmacien de 1re classe, ancien interne
des hôpitaux de Paris, à Saumur.*

Monsieur PESQUI,

J'ai fait l'essai d'un flacon de votre **Vin Urané Pesqui**,
que vous avez bien voulu mettre à ma disposition, chez un
diabétique qui avait 24 grammes de glucose pour 1,000 d'urine.
Actuellement il n'y en a plus que 19, diminution de 5 grammes.

Je viens vous prier de vouloir bien m'en envoyer 2 flacons
pour continuer le traitement.

Agréez, etc.   Dr LOISELOT, à *Passavant (Haute-Saône).*

Monsieur Pasqui,

Serez-vous assez bon pour me faire adresser à Pont-à-...
votre Vin Urane Pasqui contre remboursement?
L'échantillon que vous avez bien voulu me procurer a produit
d'excellents effets.
Agréez, etc.   A. Roux, *médecin à Pont-à-...*

Monsieur Pasqui, Le Bousca, Bordeaux,
Chacune fois qu'il m'agréable de votre Vin Urane Pasqui
M. le docteur fait un me prie de vous adresser une commande
de 6 bouteilles.
Agréez, etc.   E. Bouvier...

Monsieur Pasqui, Le Bousca, Bordeaux,
Le malade, auquel j'ai remis la bouteille de Vin Urane
Pasqui que vous aviez eu l'obligeance de m'envoyer...
bien éprouvé seulement... ses moyens de fortune ne lui permettent
pas en user à nouveau. Il faut, jusqu'à cinq francs par
... si vous pouvez... cette concession de prix... pour...
envoie 15 bouteilles. Il prend d'un... à... pinte en ce...

Si vous pouvez faire ce sacrifice, envoyez 15 bouteilles
... Broc, à Saint-Afrique, contre remboursement ou comme...
vous plaira.   Dr Dutour, *Saint-Afrique (...)*

Monsieur Pasqui,
Je pense vous prie de vouloir bien m'adresser...
ou plusieurs colis, des... la plus économiquement...
bouteilles de votre Vin Urane Pasqui, pour mes...
clientes qui en a déjà pris...

... m'indiquent dans une position très... Pour... je...
bien marin due qui, elle-même... d'un certain âge, et qui,
pour type, vous faites acte d'humanité en lui faisant...
concessions.
Je vous remercie à l'avance pour ma cliente pour...
bons résultats dont on obtient de votre vin.
Agréez, etc.   Docteur Bern...,
                                      Bourgneuf (Charente-Inf.)

Monsieur Pesqui,

Je fais usage de votre **Vin Urané Pesqui** depuis un mois. J'ai fait faire une analyse de mes urines, elle a donné pour résultat une diminution de 15 grammes. J'évacue par jour 2 litres 1/2.

Avant l'analyse, il y a un mois, lorsque j'ai commencé à prendre votre vin, je faisais par jour et par litre 48 grammes de sucre, soit pour les 2 litres 1/2 évacués 120 grammes; il y a une diminution de 15 grammes.

Je vous prie de me donner quelques renseignements.

Agréez, etc.   FOUGAT,

Capitaine en retraite, à Ossun (Hautes-Pyrénées)

Monsieur PESQUI, Le Bouscat,

C'est sur un de mes confrères et amis, ancien inspecteur des Eaux de Cauterets, habitant Pau, que j'ai essayé votre **Vin Urané Pesqui.** Ce vin a été trouvé très bon, fort agréable, et a été par suite consommé avec plaisir.

Les forces du malade, fort diminuées déjà au moment où il a usé du **Vin Urané Pesqui,** sont revenues pendant qu'il en usait. L'impression que j'ai gardée de votre vin a été des plus favorables.

Agréez, etc.   Dr DUHOURCAU, *à Cauterets.*

Monsieur PESQUI,

J'accepte avec plaisir votre offre d'un flacon de **Vin Urané Pesqui** et donne d'avance mon entière approbation à ce médicament, dont je connais depuis longtemps tous les avantages pour l'avoir employé maintes fois. Je ne traite pas autrement le diabète sucré; le régime et l'azotate d'urane en trituration au 10e sont mes seuls moyens, et je m'en trouve très bien. C'est donc un excellent remède que le vôtre.

Agréez, etc.   Dr SANTON (Thre), *à Carpentras.*

Monsieur PESQUI,

J'ai absorbé les 3 bouteilles de votre excellent **Vin Urané Pesqui;** mais je crois que je commets une faute en m'arrêtant

plusieurs jours, car j'éprouve un bien-être incontestable
Veuillez donc m'en faire adresser 3 autres bouteilles.
En attendant, agréez, etc. LAVIGNE,
administrateur du Grand-Théâtre de Bordeaux.

Monsieur PESQUI, Le Bouscat-Bordeaux.
J'ai reçu votre lettre et je vous en remercie. Veuillez m'envoyer tout de suite 2 bouteilles de **Vin Urané Pesqui;**
ci-inclus un mandat-poste.
Je dois vous dire que je vais beaucoup mieux; je ne bois
presque pas et l'urine est moins abondante. Je crois fermement
que lorsque j'aurai bu les 10 bouteilles réglementaires, je serai
guéri.
Agréez, etc. QUIOT, *à Sorgues (Vaucluse).*

Monsieur PESQUI,
Depuis une huitaine de jours, je fais usage de votre **Vin
Urané Pesqui** pour mon traitement personnel, et je me
trouve très bien de son usage.
Comme je fais l'analyse de mon urine tous les jours (variation
entre 30 et 40 grammes), si je continue à trouver de l'amélioration, je m'adresserai directement à vous pour ma provision
de vin. A. PEYRAMAURE, *pharmacien à Cirray (Vienne).*

Monsieur PESQUI,
J'ai fait essayer votre **Vin Urané Pesqui** à l'un de mes
clients, l'abbé Lemarié, qui s'en est fort bien trouvé. Je viens
aujourd'hui vous demander des concessions pour un pauvre
ouvrier qui est dans l'impossibilité absolue de se payer un médicament aussi cher, et je vous prie donc d'être assez aimable
pour me dire le prix le plus réduit que vous pourriez lui fac-
turer la bouteille.
Merci à l'avance, etc. Dʳ DOUSSET,
à La Guerche-de-Bretagne (Ille-et-Vilaine).

Monsieur PESQUI,
Je vous prie de m'expédier en petite vitesse 10 bouteilles de
votre **Vin Urané Pesqui.**
Je dois vous dire que sur ces 10 bouteilles, il y en a 5 pour

l'ouvrier dont je vous avais parlé et 5 pour l'abbé Lemarié, de Visseiche, que j'ai eu l'occasion de voir hier.

Merci à l'avance, etc. Dr DOUSSET,
à La Guerche-de-Bretagne (Ille-et-Vilaine).

Monsieur PESQUI,

Le résultat obtenu jusqu'ici par votre **Vin Urané Pesqui** me donne très bon espoir. Je vous prie donc de m'envoyer une caisse de 6 bouteilles, que je vous solderai en un mandat, dès que j'aurai reçu avis.

Agréez, etc. Dr SANDERET DE VALONNE,
château d'Asnières, par Champignelles (Yonne).

A Monsieur PESQUI, Le Bouscat-Bordeaux,

Je suis heureux de vous dire que votre **Vin Urané Pesqui** m'a produit de très bons résultats. Après l'absorption de 10 bouteilles de ce précieux remède, j'ai vu le sucre disparaître et j'ai senti un bien-être que je ne connaissais pas depuis longtemps. Avec quelques bouteilles de plus, j'espère être complètement guéri. L'abbé J. LEMARIÉ,
prêtre de la Mission d'Haïti, à Visseiche (Ille-et-Vilaine).

A Monsieur PESQUI, Le Bouscat-Bordeaux.

Je vous envoie le résultat du traitement de mon *Diabète* par le **Vin Urané Pesqui**. J'ai pris une première fois 9 bouteilles de ce vin, le sucre disparut à peu près. Il revint plus tard : je pris cette fois 13 bouteilles, le sucre disparut entièrement, j'étais guéri et je laissai le régime.

L'Abbé A.-P. LAPLUIE,
chapelain de la Primatiale, aumônier du Bon-Pasteur, à Caudéran-Bordeaux.

A Monsieur PESQUI, Le Bouscat-Bordeaux,

Le flacon de **Vin Urané Pesqui** que vous m'avez envoyé est épuisé. Ma cliente qui avait 27 grammes de sucre par litre a vu ce chiffre s'abaisser à 15 grammes sans rien changer à son régime. Expédiez-moi, je vous prie, 3 nouveaux flacons.

DAUTEL, docteur-médecin, 15, rue de l'Estrapade, à Paris.

A Monsieur PESQUI, Le Bouscat-Bordeaux,

J'ai employé 6 bouteilles de Vin Urané Pesqui, et l'analyse faite après l'absorption de 4 bouteilles a donné sur les analyses précédentes une diminution de 35 grammes de sucre par litre d'urine. Aussi mon client désire-t-il continuer à prendre ce remède qui lui a fait plus de bien que tous les autres, et il vous prie de lui en envoyer encore 3 bouteilles.

GALLOT, docteur-médecin, à Thouars (Deux-Sèvres).

A Monsieur PESQUI, Le Bouscat-Bordeaux,

Je suis très contente de votre Vin Urané Pesqui. Veuillez m'en envoyer 3 autres bouteilles.

Comtesse DE TOULONGEON,
12, boulevard des Invalides, Paris.

A Monsieur PESQUI, Le Bouscat-Bordeaux,

Les 6 bouteilles de votre Vin Urané Pesqui ont produit sur mon malade le meilleur effet. Aussi est-il venu me prier de vous écrire pour que vous lui expédiiez sans retard 6 autres bouteilles. Je suis heureux moi-même de constater l'excellent résultat de cette expérience.

BONNET,
docteur-médecin, à Gouzon (Creuse).

A Monsieur PESQUI, Le Bouscat-Bordeaux.

Les 3 bouteilles de votre Vin Urané Pesqui ont fait beaucoup de bien à ma petite-fille; le sucre a beaucoup diminué, son état général est bien mieux; elle a plus de vivacité et est moins altérée. Je vous prie de vouloir bien m'expédier 3 autres bouteilles en gare de la Roche-Clermault.

A. LECOCQ, à Seuilly (Indre-et-Loire).

A Monsieur PESQUI, Le Bouscat-Bordeaux.

Enchanté, fort content de l'usage du Vin Urané Pesqui. Plus de soif, très peu d'urine, plus de sucre, et les forces sont revenues.

LIHOREAU,
docteur-médecin, à Pont-Rousseau (Loire-Inférieure).

Extrait du JOURNAL BARRAL.

Le **Vin Urané** composé par M. Pesqui, de Bordeaux, a été analysé qualitativement au laboratoire de chimie expérimentale Barral. On a trouvé qu'il était composé avec de l'excellent vin vieux de Bordeaux, selon les prescriptions de Bouchardat, auquel on a mélangé de l'azotate d'urane, de la pepsine et autres produits appropriés. Au goût, ce vin-médicinal n'est point désagréable, il est très frais. Pur ou coupé d'eau, il calme promptement la soif et enlève presque instantanément, et d'une façon durable, la sécheresse de la bouche, ce qui est très précieux pour les diabétiques toujours altérés.

L'eau et les autres éléments constitutifs du raisin sont sans action sur l'urane; le vin généreux est donc un excellent véhicule pour le transporter dans l'organisme; on peut considérer, dès aujourd'hui, *l'azotate d'urane* comme un des spécifiques du *diabète sucré*. Nous croyons pour notre compte que le **Vin Urané Pesqui** est appelé à un brillant avenir thérapeutique. Dr Paul DELILLE.

Extrait du journal L'HYGIÈNE DE LA FAMILLE.

La thérapeutique possédait déjà des reconstituants du sang, des médicaments capables d'enrayer la sécrétion ou l'élimination trop considérable du sucre, mais elle n'avait pas encore de réparateur capable de lutter contre les troubles qui sont les conséquences du diabète et d'en enrayer les progrès.

Le **Vin Urané Pesqui** (de Bordeaux), est un reconstituant exceptionnellement énergique qui vient combler cette lacune. Ce vin, dont la composition m'est connue, ne contient aucune substance nuisible à la santé, et son emploi est inoffensif. Le **Vin Urané Pesqui** guérit sûrement le diabète sucré, à la condition d'être employé assez tôt et un temps suffisamment long.

Nous ne saurions donc trop engager tous les diabétiques à essayer du **Vin Pesqui**. Dr W. KARL.

Monsieur PESQUI, au Bouscat,

J'ai enfin fait l'essai de votre **Vin Urané**; le résultat est excellent et je suis heureux de vous l'annoncer.

Veuillez m'envoyer 10 bouteilles qui seront exclusivement pour ma mère. Expédiez par grande vitesse.

Agréez, etc., FILLOL, *pharmacien à Port-Sainte-Marie.*

Légation Impériale du Brésil.

Monsieur,

Sa Majesté l'Empereur du Brésil a reçu le Vin Urané que vous avez bien voulu lui envoyer et m'a chargé de vous en exprimer tous ses remerciements.

En m'acquittant auprès de vous de cet ordre de Sa Majesté, je vous prie, Monsieur, d'agréer les assurances de ma considération très distinguée.

Le Ministre du Brésil à Paris,

A *Monsieur Pesqui.* B^on DE ARINOS.

Cette lettre émanant d'un personnage puissant et éclairé, très entendu aux choses de la science et de la médecine, montre que ma découverte a une réelle valeur thérapeutique.

L. P.

GRANDE PHARMACIE DE LA VARENNE.

1re Analyse. La Varenne-St-Hilaire (Seine), le 19 juillet 1887.

L'urine de M. Doussou, qui nous est présentée, est pâle et transparente. Sa densité est de 1,024. Elle donne au tournesol une réaction franchement acide.

Essayée par la chaleur, l'acide azotique et le réactif de Millon, elle n'a présenté aucune trace d'albumine.

L'essai au bismuth, à la potasse et à la potasse caustique, de même que le réactif cupro-potassique, ayant décélé une forte proportion de sucre, le dosage a donné 62 gr. 60 de glucose par litre d'urine. L'urine ne laisse déposer aucun sédiment.

E. LE BAIL, *pharmacien.*

2e Analyse. La Varenne, le 11 août 1887.

Monsieur PESQUI.

Depuis que je prends de votre vin, je me trouve bien : voici le résultat de la deuxième analyse que j'ai fait faire :

« L'urine qui nous est présentée contient la glucose en » proportion bien moins forte que celle du 19 juillet. Le dosage » de la glucose donne 12 grammes de ce sucre. — La Varenne, » 10 août 1887. »

Vous voyez la différence : **50 grammes de moins que le**

19 du mois dernier. Si cela continue, j'espère en être débarrassé avant peu.
                              Ch. Doussou, *négociant*.

Monsieur Pesqui, Le Bouscat-Bordeaux,
Veuillez m'envoyer de suite, par grande vitesse, 5 bouteilles de votre **Vin Urané**. De 20 gr. 20, la malade est tombée à 4 gr. 40 après les cinq premières bouteilles.
                  A. Baudoin, *pharmacien de 1re classe,*
                              à Cognac (Charente).

Monsieur Pesqui, Le Bouscat-Bordeaux,
J'étais diabétique depuis très longtemps : le **Vin Urané Pesqui** m'a guéri. Après avoir bu quelques bouteilles de cet excellent vin, ne ressentant plus aucun malaise, je fis analyser mes urines par M. le Dr Froissier, de Chalais, qui constata qu'elles ne contenaient plus de sucre.
      Gondonneau aîné, *cours de l'Intendance, 59, Bordeaux.*

Monsieur Pesqui, Le Bouscat-Bordeaux,
Je suis heureux de vous dire que grâce à votre **Vin Urané Pesqui**, je suis en bonne voie de guérison ; depuis la dernière analyse, le sucre a considérablement diminué ; je n'ai plus que 4 grammes de glucose par litre d'urine.
                  P.-M. Garny, *graveur sur verre,*
                  19, rue du Buisson-Saint-Louis, Paris.

Monsieur Pesqui, Le Bouscat-Bordeaux,
L'usage de votre **Vin Urané Pesqui** a produit chez moi de bons résultats ; il n'y a presque plus de sucre dans mes urines, mais la crainte de le voir reparaître m'engage à vous demander encore 4 bouteilles.
                        Maugenest,
                  docteur-médecin à Montluçon (Allier).

A Monsieur Pesqui, Le Bouscat-Bordeaux.
Je suis heureux de pouvoir vous dire, qu'étant diabétique à 50 grammes de sucre par litre d'urine, je me suis *radicalement* guéri avec 10 bouteilles de votre **Vin Urané Pesqui**.
Je vous autorise à faire usage de mon attestation comme il vous conviendra.
                        J. Mauquié,
                  docteur-médecin à Saint-Clar (Gers).

L'ACADÉMIE DE MÉDECINE ET LE DIABÈTE

Dans la séance du 14 mai 1889 de l'Académie de médecine de Paris, un de nos plus savants cliniciens a fait une intéressante communication sur le diabète. D'après ses nombreuses observations le diabète est un mal en quelque sorte personnel, protéiforme, résultant d'une foule de conditions diverses. On ne saurait établir aucun rapport entre un diabétique humain et un animal rendu artificiellement glycosurique dans le laboratoire.

La soif, la polyurie, l'amaigrissement, l'altération des dents font souvent défaut pendant toute la durée de la maladie. L'analyse très fréquente des urines a permis de constater des variations singulières, des oscillations de 30 à 50 grammes de sucre par litre en plus ou en moins au cours d'une même journée. La courbe d'un diabétique chez lequel des analyses ont été faites pendant quatre mois, de deux à quatre fois par jour, attestent ces grandes oscillations.

On trouve parfois 50 grammes le matin, 5 grammes le soir, 15 grammes le lendemain. Il ne faut donc pas toujours s'en rapporter à une seule analyse pour déterminer l'intensité glycosurique.

Le traitement doit avoir pour but de maintenir au plus haut degré l'énergie vitale et l'intégrité des fonctions digestives. Le calme moral joue un rôle prépondérant. On ne saurait être trop prudent dans le choix des médicaments réputés antidiabétiques et n'employer que ceux qui peuvent être tolérés longtemps, pendant des années, s'il le faut, et qui ne troublent pas les fonctions digestives. En résumé, soutenir les forces du diabétique, voilà à quoi doivent tendre tous les efforts du médecin.

Parmi les médicaments antidiabétiques dont l'efficacité incontestable est aujourd'hui reconnue et démontrée par la pratique, le Vin Urané Pesqui répond évidemment à tous les *desiderata* formulés par le savant médecin dont nous rapportions tout à l'heure l'opinion sur le diabète. En effet, ce vin peut être pris indéfiniment sans fatiguer l'organisme; son goût agréable permet de l'administrer aux malades les plus délicats, et comme il agit à la fois comme médicament antidiabétique et comme un tonique puissant, il remplit admirablement le but auquel il est destiné.

Bordeaux. — Imp. G. GOUNOUILHOU, rue Guiraude, 11.

LISTE DES DÉPOSITAIRES (Suite)

Saint-Germain, Bonnet.
Compiègres, Grantat.
Seine-Estephe, Gleitz.
Toulouse, Antre, Peyrard, Gely.
Guillard, Taby, Guillard.
Goulon, Castel, etc.
Doulon-Mouzillon, Bayolle.
Paris, Moriau.

EUROPE

Bruxelles, E. Frédrix.
Anvers, De Beul.
Id., J. Lebrun.
Courtrai, Haelewyck.
Gand, de Meersman.
Liége, Gnossens.
Madrid, Gayoso y Moreno.
Melchor Garcia.
St-Sébastien, Ramon Usabiago.
Palma (Iles Baléares), Calafat.
Barcelone, Vicente Ferrer y Cª.
Alzireu, Fernando Rus.
Lisbonne, Azevedo Irmão et
Cª.
Porto, Ferreira y Irmão.
St-Severo, Checchia.
Venise, Burkel frères.
Cézanne, Grandjean.
Hazard, Zaméráeu.

AMÉRIQUE

Buenos-Ayres, Demitchi, Pa.
coni y Cª.
Rosario y ... Id.
Montevideo ... Id.

Santiago de Chili, Daniel
Mouigues.
Valparaiso, Emilio Eisele.
Rio-de-Janeiro, André de Oli-
veira y Gad.
New-York, Emile Joannès.
Caracas, G. Stürup y Cª.
Ciudad-Bolivar, Conrado
Scherling.
Puerto-Cabello, Garcès y Hnos.
Guayaquil, P. Payeze.
Lima, Hague y Castagnini, F.
Gallese, y Cª.
Mexico, J. Labadie y Cª, Farine
y Sanders, successeurs.
La Havane, José Sarra.
San-Juan de Porto-Rico, Fidel
Guillermety.
Maraguez, Carlos y Monagros.
Para, Beirao y Cª, Costa y
Sobña.
Pernambuco, Francisco M. Da
Silva y Cª.
Bahia, Germano y Cª.
Porto-Alegre, Hallawell y Cª.
Rio-Grande,
Pelotas, Eduardo C. Sequeira.

AFRIQUE

Sousse (Tunisie), Bezzita.

ASIE

Calcutta (Indes anglaises),
Smith Stanistreet et Cª.